ESSAI

D'UNE BIBLIOGRAPHIE SOMMAIRE ET RAISONNÉE

DE LA VACCINE

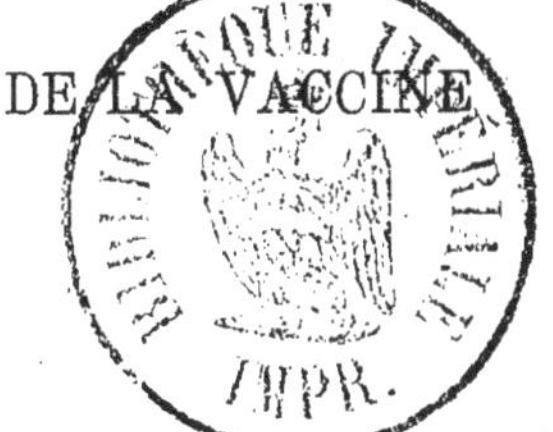

ESSAI

D'UNE

BIBLIOGRAPHIE SOMMAIRE ET RAISONNÉE

DE

LA VACCINE

OU

REVUE RAPIDE DES PRINCIPAUX ÉCRITS

TRAVAUX ET DISCUSSIONS SUR CETTE MALADIE

DEPUIS JENNER

JUSQU'AUX DERNIÈRES EXPÉRIENCES DE

MM. LAFOSSE, H. BOULEY ET CHAUVEAU

PROFESSEURS AUX ÉCOLES IMPÉRIALES VÉTÉRINAIRES
DE TOULOUSE, D'ALFORT ET DE LYON

PAR

A. MAYGRIER

SECRÉTAIRE DE LA DIRECTION A L'ÉCOLE IMPÉRIALE D'AGRICULTURE DE LA SAULSAIE
L'UN DES COLLABORATEURS DU JOURNAL LA CULTURE

PARIS

J.-B. BAILLIÈRE ET FILS

Libraires de l'Académie impériale de Médecine
RUE HAUTEFEUILLE, 19

LONDRES	NEW-YORK	MADRID
HIPPOLYTE BAILLIÈRE	CH. BAILLIÈRE	C. BAILLY-BAILLIÈRE

LYON

J.-P. MÉGRET, LIBRAIRE

QUAI DE L'HÔPITAL, 57

JUILLET 1865

AVANT-PROPOS

Quatre noms nous paraissaient plus particulièrement liés à l'histoire de la vaccine : Jenner,
Woodwille, Husson et Bousquet ; le premier comme
l'ayant découverte (1) et inoculée en Angleterre,
le second pour l'avoir introduite sur le conti-
nent, Husson et M. Bousquet (2) pour en avoir,

(1) Edouard Jenner a, cependant, été accusé par ses con-
temporains d'avoir connu les recherches entreprises sur le
cowpox, dès l'année 1769, par le docteur Nalsch, médecin de
sa famille.

(2) M. Jean-Baptiste Bousquet, directeur du service de la
vaccine, est membre de la Légion d'honneur, et de l'Académie impériale de médecine depuis le 2 novembre 1824 ;
correspondant de la Société impériale de médecine de Tou-

l'un, généralisé, en France, la méthode opératoire du Dr Luigi Sacco, et tous les deux s'être voués à sa propagation avec un zèle hautement philanthropique. Mais il en est beaucoup d'autres qui devront, dans l'histoire de la vaccine, occuper un rang des plus honorables.

Quoi qu'il en soit, c'est encore le savant M. Bousquet qui, le 20 mai 1862, en rendant compte, à l'Académie impériale de Médecine, d'un rapport de M. le professeur Lafosse, de l'Ecole vétérinaire de Toulouse, ayant trait à une maladie éruptive et épizootique observée sur des chevaux, au printemps de 1860, par M. Sarrans, de Rieumes (Haute-Garonne), et décrite par ce vétérinaire, donna comme le signal d'une première discussion au sein de l'Académie, sur *l'origine de la Vaccine*, discussion suivie d'une seconde, mémorable et décisive, en 1863.

Cependant, un fait important restait à mettre en lumière : la vaccine et la variole seraient-elles identiques, comme l'a exprimé M. le professeur

louse depuis le 2 octobre 1815, etc. Il a publié plusieurs ouvrages sur le cowpox et la vaccine, que nous citons à leurs dates.

Depaul et, avec lui, MM. les docteurs Jules Guérin, Bouvier, les professeurs Bouillaud et Piorry? Ne seraient-elles, malgré la distance séméiotique qui les sépare, que l'expression d'une seule et même maladie (1) ?

C'est dans cet état de choses qu'un savant professeur de l'École impériale vétérinaire de Lyon, M. Auguste Chauveau, fut appelé, par la Société des sciences médicales de cette ville, à la présidence d'une Commission chargée d'éclairer ce point resté obscur et qui se livra, immédiatement, à une série de très-nombreuses expériences dont elle vient de publier les résultats.

La question de la vaccine est donc encore pleine d'intérêt et d'actualité; aussi, croyons-nous bien faire, en groupant, par ordre de date autant que possible, les principaux écrits et faits qui s'y rattachent ou en citant les auteurs qui s'en sont occupés. Ce sera comme une bibliographie générale que nous

(1) « Dès les premiers jours de la vaccine, dit M. Bousquet, en 1799, Turmer prétendit, contre Jenner, que la vaccine n'était autre que la variole elle-même. » Plus tard, un élève de Jenner, John Baron, émit la même opinion.

offrons aux chercheurs, en regrettant de ne pas la leur donner plus complète, mais avec la confiance que telle qu'elle est, elle peut leur être de quelque utilité.

ESSAI

D'UNE BIBLIOGRAPHIE SOMMAIRE ET RAISONNÉE

DE LA VACCINE

———

XVIIIᵉ SIÈCLE

Letters and Essays on the small Pox (variole)
and Inoculation, etc., par plusieurs praticiens,
London, 1778, in-8.

Parmi les diverses publications de Jenner sur
la vaccine, son origine, etc., nous noterons surtout ses *Recherches sur les causes et les effets
de la* Variolæ Vaccinæ, *maladie découverte dans
plusieurs comtés de l'ouest de l'Angleterre, notamment dans le comté de Gloucester, et connue
sous le nom de vérole de vache,* par Edward
Jenner, et trad. de l'anglais par M. L. C. de
L**** (de Laroque), Lyon, 1800, 60 p. in-8 (la
première édition de Londres est de 1798, in-4,
trad. en latin par le docteur de Carro, Vienne,
in-4, 4 pl.), — et son ouvrage intitulé : *On the ori-
gin of the vaccine inoculation,* 1801, in-4.

« Jenner, dit M. Bousquet, a emporté dans la
» tombe la conviction que le cowpox naît primiti-
« vement et spontanément aux pieds du cheval,
» d'où il passe par contagion à la vache. » Toutefois, il ne put inoculer le *grease* à cette dernière ;
mais, après avoir cru que la vache seule était en
possession du vrai vaccin, il revint sur cette opinion et déclara que la transmission du *grease*, ou
plutôt du *sore-heels* à la vache n'était point néces-
saire pour qu'il acquît la propriété anti-variolique.
De Carro, l'un des traducteurs de Jenner, parta-
geait cette opinion. (*Bibliothèque britannique* de
Charles Pictet et de ses savants collaborateurs,
t. xxv).

Lettres à madame de *** *sur la vaccine,* par
J.-P. Colladon, Paris, 1800, 24 p. in-8 ;

*Réflexions sur la nouvelle méthode d'inoculer la
petite vérole avec le virus des vaches,* par J.-S.
Vaume, (médecin de l'hospice du Roule, adversaire
de la vaccine), ibid., an viii (1800), 2 part., 17 p.
in-8 ;

*Rapport sur le cowpox, ou la petite vérole des
vaches, et sur l'inoculation de cette maladie, con-
sidérée comme pouvant être substituée à la petite
vérole ; suivi de remarques sur la nature et les
effets de ce virus,* par W. Woodwille : *ouvrage
traduit de l'anglais, augmenté d'un précis de ce
qui a été fait sur cette maladie, et de notes historiques,* par A. Aubert, ibid., an viii, in-8.

Woodwille, médecin de l'Hôpital de la petite vérole à Londres, chercha, le premier, à vérifier expérimentalement l'assertion de Jenner, au sujet de la transmission du *grease* à la vache ; mais il échoua dans ses tentatives, comme le célèbre médecin de Berkeley.

Edward Coleman, professeur au Collége vétérinaire de Londres, pensait aussi que les eaux aux jambes peuvent engendrer le cowpox ; néanmoins ce n'est qu'après de nombreux essais infructueux, qu'il communiqua la vaccine à une vache, en lui inoculant du *grease* (1). (*Bibliothèque britannique*, nº 128). Il faut en dire autant de Tanner, professeur au même collége et de Lupton (*The London médical Review*, novembre 1800), d'Erik Viborg, directeur de l'École vétérinaire de Copenhague, etc.

Pour clore le XVIIIe siècle, nous citerons le *Traité historique de l'inoculation*, par François Dezoteux et Louis Valentin (son élève et ardent propagateur de la vaccine), Paris, an VIII, in-8.

---

(1) Ce *grease* fut peut-être, alors, ce que M. H. Bouley nommait, en 1843, *herpès phlycténoïde* et, vingt ans plus tard, *horsepox*, éruption *vaccinogène* de MM. Lafosse et Sarrans.

XIXe SIÈCLE

Traité de l'inoculation vaccine, *avec l'exposé
et les résultats des observations faites sur cet ob-
jet à Hanovre et dans les environs de cette capi-
tale*, par Ballhorn et Stromeyer, Leipsic, 1801,
in-8, 2 pl.;

*Rapport sur la vaccine, ou réponse aux ques-
tions rédigées par les Commissaires de l'École de
médecine de Paris, sur la pratique et les résultats
de cette nouvelle inoculation en Angleterre et dans
les hospices de Londres, où on l'a adoptée*, par A.
Aubert, Paris, an ix, (1801), in-8 ;

*Rapport sur la vaccine, ou Traité sur cette ma-
ladie...*, par le même, ibid., an ix (1801), in-8 ;

*Abrégé des faits les plus importans concernant
la vaccine ou petite vérole des vaches*, par C.-R.
Aikin ; trad. en français par B*** des C***, ibid.,
1801, in-8 ;

*Dissertation sur la vaccine, présentée et soute-
nue à l'École spéciale de médecine de Strasbourg,*

le IX fructidor, an IX, par Nicolas Chauvot, Strasbourg, 87 p. in-8 ;

Opuscule sur l'inoculation de la petite vérole,
avec quelques réflexions sur celle de la vaccine...,
par A.-J. Chrestien, Montpellier, an ix, in-8 ;

Essai sur l'inoculation de la vaccine...., par
François Colon, Paris, an ix, 36 p. in-8; — le docteur Colon importa, le premier, la vaccine à Versailles, le 4 frimaire an ix ;

Recueil d'observations et de faits relatifs à la
vaccine..., par le même, ibid., an ix, 68 p. in-8 ;

Comité médical de l'inoculation de la vaccine...
(ibid., an ix) ;

D'Outant, aux citoyens composant le Comité de
la vaccine..., 22 p. in-8 ;

Recherches historiques et médicales sur la vac-
cine, par H.-M. Husson, Paris, 1801, in-8, 1 pl.
color. ;

Traité historique et pratique de la vaccine...,
par J.-L. Moreau (de la Sarthe), ibid., 1801, in-8 :
ouvrage traduit dans presque toutes les langues
européennes et qui a puissamment contribué à
propager la vaccine ;

Mémoire sur la vaccine, par Louis-Jean-Fran-
çois Pagès, Alais, an ix, 116 p. in-8 ;

Rapports divers au Ministre de l'Intérieur, à la

Société de médecine, à celle d'agriculture de Seine-et-Oise et au Préfet de la Seine, 1801 et 1802 ;

Théorie et pratique de l'inoculation de la vaccine..., par H. Ranque, Paris, 1801, in-8, 2. pl ;

Recueil de mémoires, d'observations et d'expériences sur l'inoculation de la vaccine, ibid., an IX, in-8 ;

Les dangers de la vaccine, démontrés par des faits authentiques...., par J.-S. Vaume, ibid., an IX, 48 p. in-8 ;

Tableaux analytiques et critiques de la vaccine..., par Jean Verdier, ibid., an IX, 16 p. in-8 ;

De l'inutilité et des dangers de la vaccine, prouvés par les faits, par Goetz, ibid, 1802, 90 p. in-8 ;

De la vaccine..., par L.-A. Mongenot, ibid., 1802, in-8 ;

Résultats de l'inoculation de la vaccine dans les départemens de la Meurthe, de la Meuse, des Vosges et du Haut-Rhin... et suivis de ceux de la vaccination sur divers animaux, par Louis Valentin, Nancy, 1802, 96 p. in-8.

Ainsi que le docteur L. Sacco, de Milan, Louis Valentin a inoculé la vaccine au chien et, en outre, aux moutons, aux chèvres et aux ânesses (1).

______

(1) Des expériences récentes de MM. les docteurs Auzias-

Expériences sur la vaccine, dans les bêtes à laine, comme moyen préservatif du claveau, pendant les années X et XI, par Godine jeune (extr. du n° 1 du *Journal du galvanisme, de vaccine,* de la *Bibliothèque britannique, etc.*), 20 p. in-8. Voir aussi les *Annales de l'agriculture françoise,* an XIII, t. XXI, p. 73.

Godine jeune a inoculé efficacement le liquide séreux des eaux aux jambes sur le pis des vaches ; il en est de même des docteurs allemands Steimbeck, Kahlert, etc., qui obtinrent ainsi du vrai vaccin.

Expériences sur l'origine de la vaccine, par J.-G. Loy, D.-M., trad. de l'anglois, par Jean de Carro, D.-M..., Vienne, 1802, in-12.

On sait que les nombreuses expériences du docteur Loy (d'Aislaby), présentent un grand degré d'intérêt, en ce qu'elles seraient pleinement confirmatives de la supposition de Jenner (1). Il faut en

Turenne et E. Mathieu, ont démontré que le vaccin pourrait être cultivé sur la chèvre. Tout dernièrement, une Commission, présidée par M. le professeur Chauveau, de l'Ecole vétérinaire de Lyon, a aussi inoculé, avec un certain succès, le vaccin sur la chèvre ; mais des insertions pratiquées sur le chien, le porc et le mouton, ont paru établir que ces animaux n'ont point d'aptitude vaccinifère. Du reste, la Commission lyonnaise doit, prochainement, faire une étude spéciale et comparative de la clavelée et de la vaccine.

(1) M. le docteur Bouvier rapporte que Loy observa l'exan-

dire autant de Sacco, cité plus loin, de Birago, son collaborateur (*Mémoire sur l'origine de la vaccine dérivant d'une maladie constitutionnelle du cheval* (giardone) *et non de la vache, etc.*, Milan et Turin, 1803, in-8, 2 fig.), et de plusieurs médecins allemands dont les observations sont mentionnées dans le *Traité* de M. Ch. Steinbrenner.

Notons, ici, dans un sens opposé, c'est-à-dire négatif de ce mode de transmission de la vaccine, un ouvrage de George Pearson sur les principaux faits historiques de la vaccine, London, 1802, in-8, 1 pl. col.; les expériences de Simmons, de Fried. Pilger, vétérinaire de Giessen (1802), de Lawrence, de Baron, du professeur de Turin, Michel-François Buniva (1809), de Giuseppe Luciano et de François Toggia, vétérinaires, etc., — et reprenons, au point de vue général, les principales publications françaises ou en français :

Rapport fait à l'Institut par Portal, Fourcroy, Huzard et Hallé, Paris, 1803, 44 p. in-4. — Dans les *Mémoires de l'Institut*, on trouve plusieurs autres rapports de Hallé sur la vaccine et sur les ob-

---

thème *vaccinogène* du cheval, en lui reconnaissant la propriété de transmettre la vaccine à la vache et à l'homme, comme l'ont si bien établi, depuis peu, MM. H. Bouley et Lafosse. Jean de Carro et Husson avaient même insisté sur la particularité signalée par Loy (*Des nouveaux moyens de production du vaccin primitif*, mémoire de M. Bouvier, inséré dans le *Recueil de méd. vét.* de 1864, p. 401).

jections qui lui ont été faites — avec Berthollet et Percy — t. v, 1804, t. viii, 1807, t. xii, 1816) ;

Rapport du Comité central de vaccine...., ibid., 1803, 460 p. in-8. — V. les *Annales de l'Agriculture françoise* de l'an XII, p. 252 ;

Observations critiques sur ce Rapport.,., par François Colon, Paris, 1803, in-8 ;

Réflexions sur l'inoculation moderne, suivies de l'Instruction de Jenner, par J. Guérin, Avignon, 1803, 40 p. in-8 ;

Théorie de la contagion et son application à la petite vérole, à la vaccine, à leurs inoculations et à l'hygiène, par Joseph Bressy, Paris, an XII, in-12 ;

Dissertation sur la vaccine......, par G.-M.-J. Ragot Desparanches, ibid., an XII (1804), 38 p. in-4 ;

Mémoire sur la vaccination des bêtes à laine, par F. Voisin, lu.... (le 25 messidor an XII), Versailles, 19 p. in-8 ;

Vaccination des bêtes à laine......, par le même, ibid., (an XIII), 14 p. in-8 ; les deux intéressants mémoires du docteur F. Voisin se trouvent dans les *Annales de l'Agriculture françoise*, an XII et an XIII ;

Avis important aux cultivateurs (sur la clavelée, la vaccine), par D. (Datty), Arles, 1804, 8 p. in-8° ;

*Des exanthèmes épizootiques, et particulière-
ment de la clavelée et de la vaccine, rapprochées
de la petite vérole humaine. Fragment d'un
Traité de médecine comparée,* lu à l'Institut de
France, par Chavassieu d'Audebert, Paris, an XII
(1804), 36 p. in-8 ;

*Rapport d'expériences sur la vaccination des
bêtes à laine.....,* par F. Voisin, Versailles, an
13-1805, 100 p. in-8 ; etc. ;

Rapport de Texier sur le même sujet (*Annales
de l'Agriculture françoise,* an XIII, t. XXI, p. 341).
Le docteur Texier expérimenta la vaccine sur les
moutons avec le docteur Balzac, Valois, vétérinaire
distingué et le célèbre Alibert.

*Preuves de l'efficacité de la vaccine, suivies
d'une réponse aux objections contre la vaccination,*
par J. Thornton, trad. de l'angl. par Dufour, Paris,
1807, in-8, 2 pl. ;

*Manuel du Vaccinateur, précédé d'un Précis
historique de la vaccine.......,* par Jos. Delaroque,
Privas, 1808, 48 p. in-8 ;

*Instruction sur la vaccine..., suivie de quelques
observations sur la clavelée des moutons,* par B.-P.
Despeaux, Paris, 1808, in-8, etc. ;

Dissertation sur la vaccine..., par V.-F.-J.-B.
Valleray, *ibid.,* 1810, 39 p. in-4, etc. ;

*Traité de vaccination, avec des observations
sur le javart et la variole des bêtes à cornes,* par

le docteur Louis Sacco, trad. de l'ital. par Jos. Daquin, Chambéry, 1811, in-8 ; 2e édit., Paris, 1813 ;

Dissertation sur la vaccine....., par Mammert Cuvex-Combaz, Paris, 1812, 27 p. in-4 ;

Exposition des principaux faits recueillis sur l'état actuel de la vaccination de la clavelisation des bêtes à laine, par Voisin...., Versailles (1812), 70 p. in-8 ;

Faits sur les effets de la vaccination, par Berthollet, Percy et Hallé, Paris, 1812, in-4 ;

Dissertation sur la vaccine..., par G. Lagiraldi e, *ibid.,* 1813, 23 p. in-4 ;

Dissertation sur la vaccine....., par Aug. Leboucher, *ibid.,* 1814, 27 p. in-4 ; et un grand nombre d'autres dissertations , considérations , observations, rapports et thèses sur la vaccine ;

Exposé fidèle des petites , véroles survenues après la vaccination ; suivi d'observations sur la petite vérole naturelle, sur la petite vérole artificielle et sur la vaccine, par R.-G. Gastelier, Paris, 1819, in-8 ;

Traité de la clavelée, de la vaccination et de la clavelisation des bêtes à laine (1)....., par Hurtrel d'Arboval, *ibid.,* 1822, in-8 ;

(1) Revenant sur une question qu'on croyait depuis longtemps résolue, une discussion s'engagea en Angleterre, en

Hygiène publique. Mémoire sur la petite vérole, vraie et fausse, et sur la vaccine......, par F.-E. Fodéré, Strasbourg, 1826, in-8°, etc. ;

Voir les articles *cowpox* et *vaccine* du *Dictionnaire des Sciences médicales,* en 60 volumes ; les mêmes articles du *Dictionnaire de médecine,* en 21 et en 30 vol. (1ʳᵉ et 2ᵉ éditions); les articles *claveau, clavelisasion, eaux aux jambes , vaccin, vaccination, vaccine, variole* et *varioloïde* du *Dictionnaire* d'Hurtrel d'Arboval, seconde édit., 1839.

Vers 1835, M. le docteur Edouard Hering, directeur de l'Ecole vétérinaire de Stuttgart, s'est livré à de nombreuses expériences d'inoculation du virus vaccin de l'homme à la vache, qui, sur celle-ci, se retremperait pour ainsi dire et acquerrait un nouveau degré d'énergie. Mais MM. les docteurs Bousquet, Ch. Steinbrenner, Robert Ceely, etc.,

1862, sur les inconvénients que présenterait l'inoculation du claveau et les avantages que pourrait offrir la vaccination des moutons pour les préserver de la clavelée qui sévissait alors épizootiquement chez nos voisins. Le Gouvernement britannique fit même acheter 200 moutons à cet effet, en chargeant MM. Marson, médecin interne à l'Hospice de la Petite-Vérole, à Londres, et J.-B. Simonds, savant professeur au Collége royal vétérinaire, de déterminer, par l'expérimentation, si l'on doit donner la préférence à l'une ou à l'autre des deux méthodes prophylactiques, la clavelisation ou la vaccine ; mais, comme le fait très-bien remarquer M. Reynal, M. Simonds, en prenant en main la défense de la clavelisation, verra son opinion triompher tôt ou tard.

ont trouvé, au contraire, qu'il restait tel quel (1).

Signalons, actuellement, la *Notice* de M. le docteur Bousquet, *sur le cowpox (ou petite vérole des vaches), découvert à Passy, en 1836,* Paris, 1839, 33 p. in-4, avec une pl. grav., notice insérée dans les *Mémoires de l'Académie de médecine*, t. v, année 1836 ;

Le savant *Traité sur la vaccine.....,* de M. Ch. Steinbrenner, Paris, 1846, in-8 ;

Un très-intéressant *Mémoire sur la vaccine primitive,* par Verheyen, Bruxelles, 1846 ;

Description d'une éruption de faux cowpox observée à Nancy, par M. le docteur Edmond Simonin, Nancy, 1847, 27 p. in-8 ;

Du cowpox ou vaccine primitive, excellente thèse de M. le docteur Jacques Mignon, Paris, 1848, gr. in-8 ;

Nouveau Traité de la vaccine....., par M. le docteur Bousquet, *ibid.,* 1848, in-8, ouvrage couronné par l'Académie des Sciences (la 1re édition est de 1833) ;

Rapports du Comité et de l'Académie de méde-

______

(1) M. le docteur Auzias-Turenne, toujours à la recherche d'idées ingénieuses, avançait, l'année dernière, que c'était sur le cheval que le vaccin se revivifierait. Ainsi que M. U. Leblanc, il ne croit pas à la parfaite identité du cowpox et du horsepox spontanés.

cine sur les vaccinations depuis *1803 jusqu'en 1856* ;

Eaux-aux-jambes et vaccin, par Eugène Renault (*Recueil de médecine vétérinaire,* 1856, p. 534) ;

Philosophie mathématique et médicale de la vaccine, par M. le docteur Ancelon, de Dieuze (Meurthe), Paris, 1858, 94 p. in-8.

Voir aussi les articles *claveau, clavelée, clavelisation, eaux-aux-jambes, vaccin, vaccination, vaccine* et *vaccinelle* du *Nouveau Dictionnaire des sciences médicales et vétérinaires,* 1863 ; ceux du Dictionnaire de Nysten, 1865 ; enfin, le remarquable travail de M. Reynal sur les *Eaux aux jambes* dans le *Nouv. Dict. prat. de méd., de chir. et d'hyg. vétér.,* t. v, p. 259.

La découverte de la vaccine ou plutôt la vaccination, comme préservative de la variole, ne remonte guères au-delà du siècle, et, cependant, il serait bien difficile de réunir absolument tout ce qui a été écrit sur cette maladie, car elle a « donné lieu, dit M. A. Chauveau, à la plus nombreuse collection de travaux qui existe peut-être dans la science. » Indiquons, toutefois encore, mais d'une manière générale, les monographies de J.-A. Brisset (1), de Paris, 1828 ; de Vernhes, de Rabastens-

---

(1) Brisset, dit M. le docteur Bouvier, proposa, en 1818, de renouveler le vaccin, en le prenant au pied du cheval, et de l'inoculer directement à l'homme (mémoire cité, p. 409).

sur-Tarn, 1828 ; de Desgranges, de Lyon *(Remarques sur une cause de fausse vaccine*, 1829) ; de Carré, de Montpellier, 1833 ; de Latour et de M. Cany, de Toulouse, 1838 ; de M. le docteur Millon, de Sorèze *(Sur la vaccine* et *Remarques sur le cow-pox*, 1838 et 1858) ; de M. Lacoste, de St-Nicolas-de-la-Grave (Tarn-et-Garonne), 1840 (1) ; de Roche-Lubin et du docteur Ancessy père, de Saint-Affrique (Aveyron) ; d'Andrieu, de Soual (Tarn), 1841 ; de Laforêt, de Lavit (Tarn-et-Garonne), écrivain d'une rare fécondité, 1843 ; de M. Debourge, de Rollot (Somme), 1843 ; de Decazis, de Mazamet (Tarn), 1844 ; de M. Cam. Bernard *(Du degré d'imprégnation vaccinale*, Paris, 1849, 20 p. in-8) ; de Laffore, d'Oloron-Sainte-Marie (B.-Pyr.), 1851 ; de M. Denarp-Decanteleu, 1851 ; de M. P.-D. Lalagade, 1855 à 1858, etc., etc., sans compter un grand nombre d'écrits publiés sur le même sujet en Angleterre, en Italie, en Espagne, en Allemagne, etc.

Nous avons parlé du compte-rendu, par l'honorable M. Bousquet, à l'Académie impériale de Médecine, en 1862, du Rapport de M. Lafosse, de Toulouse, sur la maladie de Rieumes ; citons aussi son Rapport et son Mémoire sur l'inoculation des eaux aux jambes, insérés dans le *Bulletin de l'Académie* (t. XXI et XXII) et où il s'agit particulièrement

____

(1) Doutes sur l'efficacité de la vaccine.

de la communication adressée, en 1856, par MM.
les docteurs Mannoury et Pichot (d'Eure-et-Loir),
qui ont produit des faits tendant à prouver que
la *phymatose* du cheval serait de nature à donner
la *picote* aux vaches et la vaccine à l'homme (*Revue médico-chirurgicale* de 1856 et *Archives générales de médecine* de 1857). Ces faits, très-intéressants, d'ailleurs, n'étaient point nouveaux,
comme nous l'avons déja vu; en outre, Tartra, en
1812, en avait rapporté un semblable dans le
Journal de la Société médicale d'émulation; M. le
docteur H. Hertwig, savant professeur vétérinaire
de Berlin, en aurait offert lui-même un exemple,
ainsi que dix de ses élèves; MM. A. Cazenave et
Schedel (*Abrégé pratique sur les maladies de la
peau*), Biett, d'après M. Letenneur, de Nantes
(*Gazette des Hôpitaux*, de 1856, n° 72), le professeur Berndt (*Rec. de Méd. vét.*, de 1858), etc.,
ont cité des cas pareils de transmission de la vaccine. Mais M. Bousquet qui, de concert avec M.
Urbain Leblanc, avait toujours échoué dans ses
essais d'inoculation, et cela ainsi que beaucoup
d'autres expérimentateurs, notamment MM. Lafosse, de Toulouse (*Journal des Vétérinaires du
Midi* de 1856), Reynal, d'Alfort (article cité),
Roell, directeur de l'Ecole vétérinaire de Vienne
(*Traité de pathol. et de thérap.*), Depaul, etc.
MM. Bousquet et Leblanc, disons-nous, ne trouvèrent point les observations produites suffisamment probantes, et soutinrent, alors, que les

eaux aux jambes ne sauraient se transmettre ni à l'homme ni aux animaux.

Cependant, M. Bousquet revint sur cette opinion exclusive dans un rapport lu à l'Académie de médecine, le 27 mai 1856, et se rapprocha de celle exprimée par Verheyen, MM. les docteurs Mignon, Steinbrenner, etc., à savoir que la contagion des eaux aux jambes des solipèdes et leur propriété de se transformer ou convertir en vaccine sur l'homme et la vache, sont des faits qui ne se produisent que dans de certaines conditions, mais n'en existent pas moins. Telles étaient aussi les conclusions de M. Reynal dans la savante étude que nous avons citée, opinion qu'il émit également à l'Académie impériale de médecine, le 10 juin 1862 (*Recueil,* t. ix, p. 811).

Au mois d'avril 1860 (1), disions-nous en commençant, M. P.-E.-A. Sarrans, vétérinaire à Rieumes, arrondissement de Muret, observa et décrivit une fièvre éruptive épizootique sur les chevaux de sa localité. Parmi les malades, une jument fut conduite à l'Ecole impériale vétérinaire de Toulouse, où M. le professeur Lafosse inocula la matière d'une des pustules de cette jument à une jeune

(1) L'année 1860 a été très-pluvieuse en France. Pourrait-on voir, dans cette particularité, la confirmation de l'observation faite par Jenner, que le *mal des talons du cheval* et l'apparition du cowpox sur le pis des vaches, coïncidaient toujours avec un printemps humide ?

vache qui prit le cowpox, lequel fut transmis à une autre ; puis, M. le docteur Cayrel fils, vaccinateur du département de la Haute-Garonne, y trouvant la source d'une excellente vaccine, en fit profiter un grand nombre d'enfants.

Tels sont, résumés en quelques mots, les faits (1) qui donnèrent lieu à des rapports de MM. Lafosse et Cayrel, au nom d'une Commission composée du directeur de l'Ecole impériale vétérinaire (Prince), président, et de plusieurs notabilités médicales de la ville de Toulouse.

A ce sujet, M. le docteur Jules Gourdon a publié une brochure *Sur l'origine du vaccin. — Un mot à propos des expériences faites à Toulouse sur la vaccination,* 1860, 12 p. in-8 (extrait du *Journal de Toulouse*) et Eugène Renault entretenait de cet événement la Société impériale et centrale de médecine vétérinaire, dès le 28 juin 1860 (*Recueil,* 1860, p. 815).

De la première discussion sur les origines de la vaccine, qui eut lieu à l'Académie impériale de médecine, en mai et juin 1862, nous citerons particulièrement les discours de MM. Bousquet, H.

---

(1) V. le compte-rendu, par M. le docteur Bousquet, du rapport de M. Lafosse, compte-rendu communiqué à l'Académie de médecine, le 20 mai 1862. V. aussi le rapport de l'honorable Directeur du service de la vaccine, lu le 31 mars 1863, et où se trouve la relation très-détaillée des faits de Toulouse.

Bouley, Depaul et Reynal (*Recueil de Méd. vét.*, 1862, p. 533, 735 et 811).

L'année suivante, la discussion entre dans une nouvelle phase ; elle devient mémorable et retentissante entre toutes par le nombre, le talent des orateurs et l'importance du résultat (1). C'est à M. H. Bouley, se livrant, à Alfort, avec un si grand zèle, à de nouvelles et concluantes expériences, que reviendra particulièrement l'honneur d'avoir fixé la science sur la nature des diverses affections cutanées du cheval, capables de faire naître la vaccine, en un mot sur cette éruption *équine*, réellement *vaccinogène*, qu'il propose d'appeler *horse-pox* et qui serait la seule et véritale source de la vaccine des bêtes bovines, si la question de la spontanéité de cette maladie chez la vache n'était pas encore réservée. (*Recueil de Médecine vétérinaire*, de 1863, p. 817 et 886).

Mais M. le professeur Depaul, qui avait pris part aux expériences de M. H. Bouley, en les éclairant de son profond savoir, assimila à la variole tous les exanthèmes varioliformes des animaux, ne voyant qu'un seul virus, varioleux, à plusieurs degrés, en raison de la différence des organismes et, forcément, ne reconnaissant pas, à celui de la vaccine, un principe à part. Il fut secondé dans cette voie,

____

(1) V. les *Bulletins de l'Académie de médecine*, les journaux de médecine de 1863, etc.

avons-nous déjà dit, par MM. Bouillaud, Piorry, Jules Guérin et Bouvier (1), ayant pour principaux adversaires MM. Bousquet, U. Leblanc, Reynal, Magne et A. Devergie.

C'est ainsi que la question de l'identité *de nature* de la variole, de la vaccine et de l'équine donna lieu à de longs débats entre les *dualistes* et les *identistes*, mais ne fut point tranchée.

Dans le mémoire cité, M. le docteur Bouvier s'est étendu sur les expériences d'un médecin russe, M. Thiélé, de Kasan, et celles faites en Angleterre par M. Ceely (2) qui, tous les deux, en inoculant avec succès la variole à la vache, en auraient obtenu du virus vaccin très-employé et très-répandu, surtout celui de M. Ceely.

Enfin, nous voici arrivés aux expériences entreprises simultanément à l'Ecole impériale d'agriculture de la Saulsaie et à Lyon (3), au nom de la Société des sciences médicales de cette ville, par une

---

(1) M. le docteur Bouvier a proposé de pratiquer *l'équination*, comme il l'appelle, sans l'intermédiaire de la vache, dans des circonstances spéciales, comme celle d'une épidémie de variole menaçante (mémoire cité).

(2) Les expériences de MM. Thiélé et Ceely remontent à plus de vingt-cinq ans. M. Bouvier a donné des indications bibliographiques inédites sur leurs travaux, accompagnées d'extraits intéressants ; car les mémoires de ces médecins sont très-rares en France et n'ont pas été traduits.

(3) A Lyon, les expérimentations ont eu lieu à l'Ecole vétérinaire, au parc de la Tête-d'Or et à l'hospice de la Charité.

Commission, ayant M. A. Chauveau pour président et rapporteur, expériences qui sont de nature à jeter de vives lueurs sur beaucoup de points, restés obscurs en vaccinologie, et, par dessus tout, à résoudre dans le sens le plus négatif, la question de l'identité de la variole et de la vaccine : *Vaccine et Variole — Nouvelle Etude expérimentale sur la question de l'identité de ces deux affections — Etude faite, au nom de la Société des sciences médicales de Lyon, par une Commission composée de :* MM. Bondet, Chauveau, Delore, Dupuis, Gailleton, Horand, Lortet, P. Meynet et Viennois ; Rapport par MM. A. Chauveau, président de la Commission ; Viennois, secrétaire ; P. Meynet, secrétaire-adjoint. Paris et Lyon, 1865, 105 p. in-8, avec atlas de pl. color. Cette Etude est terminée par l'exposition faite, par M. Chauveau, à l'Académie impériale de médecine, le 30 mai 1865, des *Recherches expérimentales de la Société des sciences médicales de Lyon, sur les relations qui existent entre la vaccine et la variole,* avec les résultats et les conclusions de la Commission lyonnaise.

Et, maintenant, s'il est bien établi que les deux affections, variole et vaccine, sont entièrement distinctes, les adversaires de cette dernière maladie restent contre elle armés de toutes pièces et les *variolations* si nombreuses de MM. Thiélé et Robert Ceely devront, désormais, faire partie de leurs arguments, pour rassurer ceux qu'effraye, à si juste titre, l'inoculation directe de la petite vérole.

Parmi les travaux les plus récents, publiés contre la vaccine, nous citerons les tableaux statistiques de M. H. Carnot, 1848 et années suivantes ;

De la dégénérescence physique et morale de l'espèce humaine déterminée par le vaccin, par M. le docteur Verdé-Delisle, Paris, 1855, in-12, — livre qui a produit une grande sensation ;

Influence de la vaccine sur la population......, par M. A. Bayard, de Cirey, *ibid.*, 1855, 104 p. in-8 ;

La vaccination est non-seulement inutile, mais dangereuse...., par M. A. Lutze, trad. par M. Zimpel, *ibid.*, 1855, 16 p. in-8° ;

La vaccine, ses conséquences funestes démontrées par les faits, les observations, l'anatomie pathologique et l'arithmétique. Réponse au Questionnaire anglais relatif à la vaccine adressé aux Académies par la Chambre des Communes d'Angleterre, par le Dr G.-C. Villette de Terzé (1), *ibid.*, 1857, deux éditions gr. in-8 ;

(1) M. Villette de Terzé a bien voulu m'adresser un exemplaire de son intéressant ouvrage sur *la Vaccine, ses conséquences funestes,* etc. Il y a joint une affectueuse lettre, dans laquelle il rend hommage à la mémoire de mon père, dont il s'honore d'être l'élève, le docteur Maygrier, professeur d'ac-

Suppression de l'inoculation du virus vaccin, par Jung, 1864, in-8.

On peut opposer à ces adversaires déclarés de la vaccine :

L'*Essai historique et critique sur les attaqués dirigées contre la vaccine,* de M. E. Bertin, 1856;

Les *Conclusions statistiques....,* de M. A. Bertillon, Paris, 1857, in-18; etc.

<hr>

couchements et membre de l'Académie impériale de médecine. Je l'en remercie cordialement.

Le travail de M. Villette de Terzé est riche d'observations et de faits très-instructifs; c'est, avant tout, une œuvre de conviction.

TABLE DES NOMS CITÉS.

A

B

C

D

F

G

H

J

K

S

Sacco, *ij*, 6, 8, 11.
Sarrans, *ij*, 3, 17.
Schedel, 16.
Simmons, 8.
Simonds, 12.

Simonin, 13.
Steimbeck, 7.
Steinbrenner, 8, 12, 13, 17.
Stromeyer, 4.

T

Tanner, 3.
Tartra, 16.
Texier, 10.
Thiélé, 20, 21.

Thornton, 10.
Toggia, 8.
Turmer, *iij*.

V

Valentin, 3, 5.
Valleray, 10.
Valois, 10.
Vaume, 2, 6.
Verdé-Delisle, 22.
Verdier, 5.

Verheyen, 13, 17.
Vernhes, 14.
Viborg, 3.
Viennois, 21.
Villette de Terzé, 22.
Voisin, 9, 10, 11.

W

Woodwille, *i*, 2, 3.

Z

Zimpel, 22.